LA LUTTE

CONTRE

LE LUPUS VULGAIRE

PAR

NIELS R. FINSEN

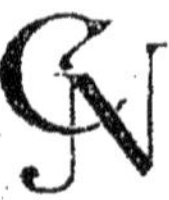

PARIS

C. NAUD, ÉDITEUR

3, RUE RACINE, 3

1903

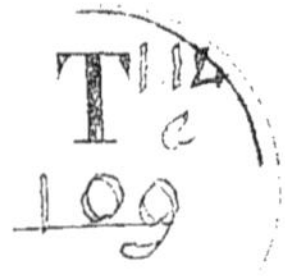

LA LUTTE

CONTRE

LE LUPUS VULGAIRE

LA LUTTE

CONTRE

LE LUPUS VULGAIRE

PAR

NIELS R. FINSEN

Copenhague.

*Rapport présenté à la Conférence d'automne
du Bureau central international pour la Lutte contre la Tuberculose,
Berlin 1902.*

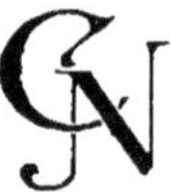

PARIS

C. NAUD, ÉDITEUR

3, RUE RACINE, 3

—

1903

LE LUPUS VULGAIRE

Si le lupus vulgaire ne constitue pas une affection mortelle au même titre que la tuberculose pulmonaire, il représente certainement la localisation la plus affligeante du bacille tuberculeux ; car cette affection n'est pas seulement redoutable pour le patient lui-même : elle est aussi, pour son entourage, un objet d'effroi et de dégoût. Ce n'est donc pas seulement à cause de la nature du lupus vulgaire qu'il appartient au Bureau-Central d'organiser la lutte contre ce mal, mais les seules raisons sociales et humanitaires suffiraient à le faire inscrire parmi les questions de son programme.

Et cela d'autant plus qu'aujourd'hui la lutte contre le lupus, maladie réputée jusqu'alors généralement incurable, a les plus grandes chances d'être couronnée de succès. On pourrait s'imaginer *a priori* que le moyen le plus puissant de combattre le lupus consiste dans le traitement et l'annihilation de la tuberculose pulmonaire : la source du lupus étant tarie, celui-ci finirait par disparaître lui-même. Malheureusement, il faut avouer que cette belle perspective est tellement lointaine qu'il ne serait pas raisonnable de compter sur sa réalisation et, en attendant, de se croiser les bras. Cette inertie vis-à-vis du lupus serait d'autant moins justifiée *qu'aujourd'hui aucune autre forme de tuberculose n'offre autant de chances de guérison.*

L'honorable Assemblée n'ignore pas, sans doute, que, depuis un certain nombre d'années déjà, je me suis consacré à l'étude du traitement du lupus vulgaire par la lumière concentrée. Comme les premiers résultats obtenus dans cette voie s'étaient montrés des plus encourageants, il se fonda à Copenhague un Institut scientifique public qui prit le nom de « Finsens medicinischer Lichtinstitut » et qui eut pour but de « provoquer et de faciliter des recherches sur l'action de la lumière sur l'organisme, et surtout d'en étudier les applications thérapeutiques ». (Peu à peu, par la force même des choses, l'Institut est devenu non seulement un laboratoire de recherches scientifiques, mais aussi un établissement destiné à combattre le lupus vulgaire en Danemarck). Le côté social de la question a donc capté de plus en plus mon intérêt et c'est ce côté précisément que j'envisagerai ici, montrant à l'honorable Assemblée, dans un aperçu général, avec quels résultats et par quels moyens a été menée cette lutte contre le lupus.

Sans entrer dans des considérations sur les principes scientifiques de la méthode et sur sa technique, je me contenterai de donner un très rapide aperçu des résultats thérapeutiques obtenus dans le lupus vulgaire par l'emploi des rayons lumineux.

De novembre 1895 au 1er janvier 1902, 804 malades atteints de lupus vulgaire ont été traités à l'Institut. Comme il s'agit là d'une affection des plus tenaces et d'une méthode thérapeutique nouvelle, nous avons suivi avec soin chacun de ces malades jusqu'à ce jour ; aussi les docteurs Forchbammer et Reyn, qui dirigent les traitements à l'Institut, ont-ils pu dresser une statistique très précise de ces 804 cas.

Mais, avant de donner des chiffres, je dois encore faire remarquer que les malades qui composent cette statistique n'ont pas été choisis d'après des cas particuliers : nous avons reçu par principe *tous* les malades atteints de lupus qui se sont présentés à l'Institut, aussi bien les lupus peu étendus et récents que les lupus les plus étendus et les plus invétérés, ceux qui étaient vierges de tout traitement que ceux qui, pendant des années, avaient subi tous les traitements possibles et imaginables, et finalement avaient été jugés incurables. 2 ou 3 malades seulement se sont présentés, au cours de ces 7 années, dont les lésions des muqueuses étaient tellement effroyables qu'il était impossible d'espérer y porter remède et que nous avons dû renoncer au traitement (Notre statistique comprend ainsi les cas les plus graves de lupus).

Jusqu'au 31 décembre 1901, nous avons donc reçu, au total, 804 cas de lupus ([1]).

Au 1er octobre de cette année (1902), l'état des malades était le suivant :

I. Guéris. 412	
a. Sans récidive après 2-6 ans. 124	
b. Temps d'observation inférieur à 2 ans. . . 288	
II. Guérison à peu près complète (avec vestiges	
presque insignifiants de la maladie) 192	
III. Encore en traitement. 117	
A reporter 721	

([1]) 681 Danois et 123 Étrangers.

— 8 —

Report	721
a. Amélioration manifeste ou guérison partielle.	91
b. Amélioration insignifiante ou passagère. .	26
IV. Traitement interrompu (cure incomplète). .	83
a. Parce que les résultats obtenus n'étaient pas jugés satisfaisants	16
b. Parce que les malades sont morts (31) ou souffraient d'une autre maladie grave (13) .	44
c. Pour des raisons étangères.	23
Total.	804

Dans le relevé des résultats, le groupe IV, *b* et *c*, soit en tout 67 cas, doit être retranché. Le nombre des cas restants est donc de 737. Sur ce chiffre, les groupes III *b* et IV *a*, soit en tout 42 cas $= 6$ p. 100 doivent être considérés comme défavorables. En revanche tous les autres, soit 695 cas $= 94$ p. 100 ont été favorablement influencés par la photothérapie.

Nous ne voulons pas dire par là que nous amènerons tous ces cas à guérison complète et définitive. Dans le groupe III *a*, qui renferme des cas dont le traitement est d'une durée exceptionnellement longue, il s'en trouve quelques-uns dont l'avenir n'apparaît pas brillant. Mais il faut ajouter également — ce que j'ai déjà dit tout à l'heure — que notre statistique comprend les cas les plus mauvais, que nous recevons des malades de toutes les régions du pays et qu'il en est parmi eux dont le lupus datait de 10, 20, 30, 50 ans, qui se considéraient comme incurables, et qui sont repartis guéris.

Dans quelques années d'ici, nous ne verrons plus, en Danemarck, où les efforts de notre Institut sont secondés par tous les médecins, nous ne verrons plus, dis-je, de ces cas invétérés, et nous n'aurons plus à consigner que des cas de lupus récents, peu accentués ; or, pour ceux-ci, les résultats du traitement sont tellement favorables que nous avons le droit de compter sur une guérison définitive, à moins de circonstances concomitantes particulièrement malheureuses.

Ainsi que les chiffres précédents en témoignent, c'est une tâche sociale vraiment considérable qui a été entreprise en Danemarck. Comme la grande majorité des malades appartient aux classes nécessiteuses, et que le traitement, principalement celui des cas graves, exige un long temps et entraîne certaines dépenses, cette tâche n'a pu être menée à bien sans de nombreuses subventions. Les principales de ces subventions que l'Institut a reçues depuis avril 1896, époque de sa fondation, proviennent des libéralités de deux industriels danois, M. le Directeur Hagemann et M. le Conseiller d'Etat Vilh. Jorgensen, ainsi que des sommes allouées par la Ville de Copenhague. Plus tard, grâce à une souscription publique, on put créer une Œuvre de bienfaisance qui eut pour objet spécial de venir en aide aux malades pauvres atteints de lupus. Entre temps et depuis, l'Etat s'est intéressé directement au développement de l'Institut, en sorte que les subventions privées sont passées un peu à l'arrière-plan. Les subventions accordées par l'Etat ont été les suivantes : en 1897, l'Institut Finsen reçut d'abord un encouragement de 20 000 cour. ; plus tard, en 1900, une somme de 24 000 cour., nette de tout impôt ; en outre, au cours de la dernière séance parlementaire, on a voté l'inscription annuelle au budget de

25 000 cour. pour le traitement des malades pauvres atteints de lupus ; enfin, dans la même séance, le Parlement a voté une loi d'après laquelle les sommes affectées par les communes au traitement de certaines maladies, parmi lesquelles le lupus, ne devront, à aucun titre, être confondues avec le budget des bureaux de bienfaisance.

Grâce à ces mesures, la lutte contre le lupus vulgaire est actuellement organisée d'une façon systématique en Danemarck et je puis déclarer en toute certitude que, dans quelques années d'ici, tous les cas anciens de lupus auront disparu, ou à peu près, de notre pays, et que nous posséderons les moyens de traiter gratuitement tous les cas récents. En d'autres termes, nous ne devrons plus voir et nous ne verrons plus de ces cas effroyablement graves dont il a été question plus haut ; la maladie se réduira, en règle générale, à une affection cutanée relativement légère et facilement curable. Il est impossible que nous puissions faire plus dans la lutte contre le lupus ; car il ne peut évidemment être question de son éradication totale, dans toute l'acception du terme, tant qu'il existera une tuberculose.

A propos des chiffres que j'ai donnés tout à l'heure, je tiens à faire remarquer que, en m'appuyant sur le recensement partiel des malades atteints de lupus en Danemarck, j'estime que leur nombre en ce pays s'élève à 12 ou 1300, c'est-à-dire à environ 0,6 p. 1 000 de la population totale. Or il y a tout lieu de supposer qu'à l'avenir les recensements annuels de tous les cas nouveaux se réduiront au 1/10ᵉ du chiffre précédent.

De tout ce que je viens de dire j'espère qu'il ressort clairement : 1° qu'il existe pour le lupus une méthode de traitement qui a donné des preuves incontestables de son efficacité, et 2° qu'il est possible, dans un pays donné, d'organiser la lutte contre cette affection d'une façon tout à fait efficace et sans qu'il en résulte des dépenses exagérées. Pour obtenir dans les autres pays les mêmes résultats qu'en Danemarck, il importe avant tout d'y éveiller l'intérêt pour l'affection qui nous occupe et la commisération pour les malheureux qui en sont atteints. Et où pourrais-je mieux m'adresser qu'à cette Conférence internationale, composée d'hommes jouissant dans leur pays d'une influence considérable ?

Peut-être quelques-uns parmi les membres de cette Assemblée prétexteront-ils que, dans leur pays, le lupus vulgaire est une maladie rare ; mais je les prie de ne pas se reposer sur cette idée, car nous faisions le même raisonnement en Danemarck, et l'expérience nous a bientôt tirés de notre illusion. En général, voici ce qu'il advient des malades atteints de lupus : après être allés, pendant des années et des années d'un médecin à un autre, et avoir essayé tous les traitements possibles, ils finissent par perdre tout courage, tout espoir, et, farouches, se retirent en un lieu écarté, loin du commerce des humains. Leur maladie n'est-elle pas une des plus affreuses qui visitent l'humanité ? Et mieux que tout autre, je sais jusqu'à quel degré d'horreur ce qualificatif peut exprimer ! Cette horreur résulte de la localisation même du mal qui, en général, frappe à la face et défigure le malade. Aussi les désordres physiques, si graves puissent-ils être, ne sont-ils rien à côté des tortures morales que souffrent ces misérables. Il leur est impossible de cacher l'horrible mal qui ravage leur visage : il éclate aux yeux de tous, tous s'en détournent et personne ne veut avoir affaire à un pareil objet de dégoût. C'est là le principal tourment des malheureux atteints de lupus, et la plainte qu'ils formulent le plus généralement. Outre ce côté psychique, la question du lupus offre aussi un intérêt social et économique : les individus qui en sont atteints ne trouvent que difficilement, et souvent même jamais, le travail ou l'emploi qui leur est nécessaire pour vivre, et cela malgré leur vigueur physique ou leurs capacités intellectuelles ; ils seraient donc obligés, malgré eux, de tomber à la charge de la collectivité.

Il y a donc là une lourde tâche à remplir, pas si lourde cependant qu'elle doive être considérée comme insurmontable ; elle porte d'ailleurs en elle sa récompense : c'est la satisfaction d'avoir pu venir en aide à des malheureux qui jusqu'alors avaient été abandonnés sans espoir à leur misérable sort.

Afin de montrer par des exemples quels sont les cas de lupus qu'on a des chances de traiter avec succès par les rayons lumineux [1] et les beaux résultats

---

[1] Je dois faire remarquer qu'il ne faudrait pas compter obtenir d'aussi bons résultats que les nôtres en employant un traitement quelconque par les rayons lumineux, mais qu'il est de toute importance d'utiliser une lumière aussi énergique et des appareils aussi puissants que ceux que nous utilisons nous-mêmes. Je me crois obligé d'attirer l'attention sur ce point, car ces dernières années ont vu éclore une quantité d'appareils et de lampes photothérapiques, qui tous sont bien loin d'égaler les instruments en usage à l'Institut.

esthétiques qu'on peut obtenir par cette méthode, j'ai joint à cette communication une série de photographies de malades prises avant et après le traitement. J'ai jugé inutile d'y joindre l'observation de chacun de ces malades, puisqu'il est bien entendu que je n'ai pas voulu produire ici des documents scientifiques, mais seulement des faits capables de susciter l'intérêt en faveur d'une question essentiellement sociale et humanitaire.

PHOTOGRAPHIES

de Malades atteints de lupus et traités à l'Institut Finsen.

Les photographies qui suivent sont extraites d'un travail plus considérable sur le Traitement du lupus vulgaire par les Rayons lumineux, travail qui paraîtra prochainement en langue danoise.

Chaque cas est représenté par deux photographies, prises l'une avant, l'autre après le traitement.

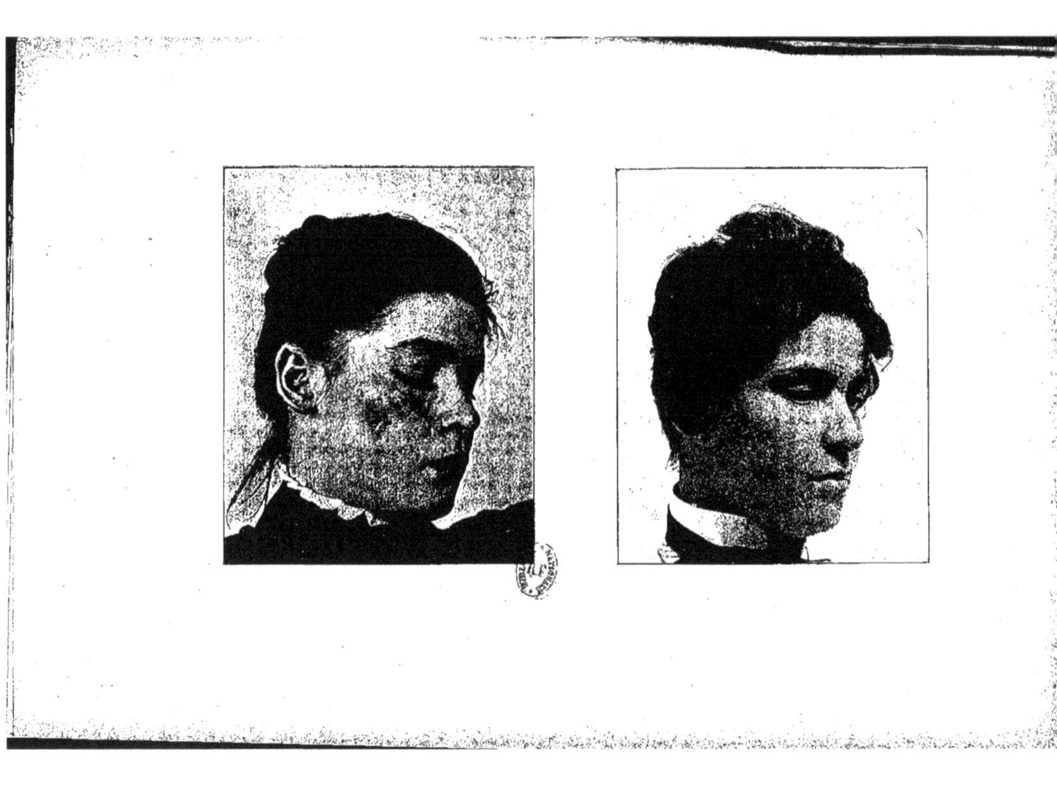

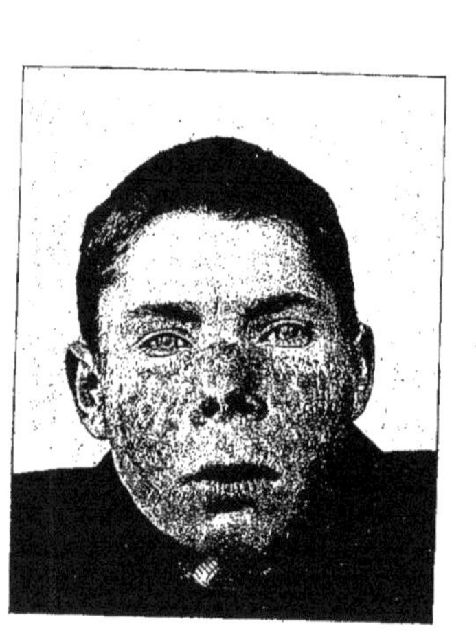 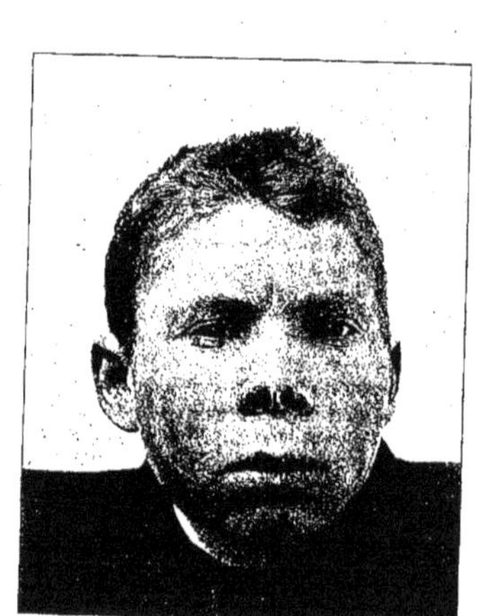

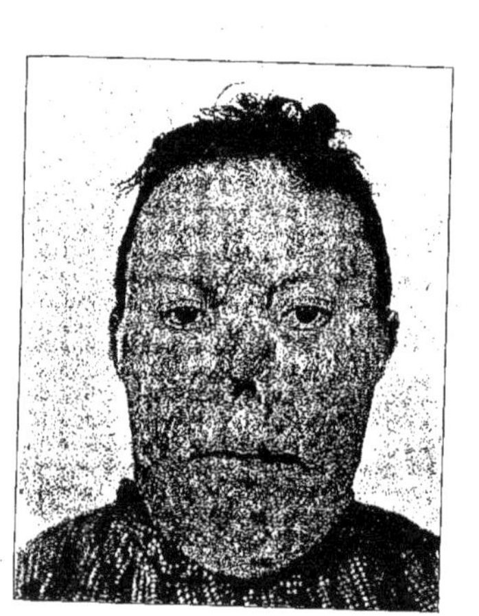
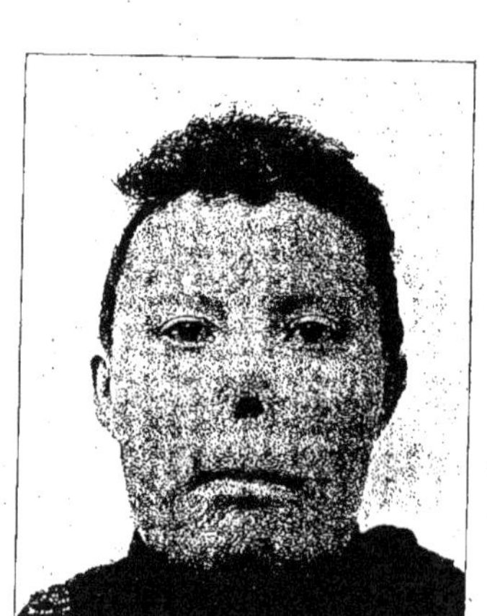

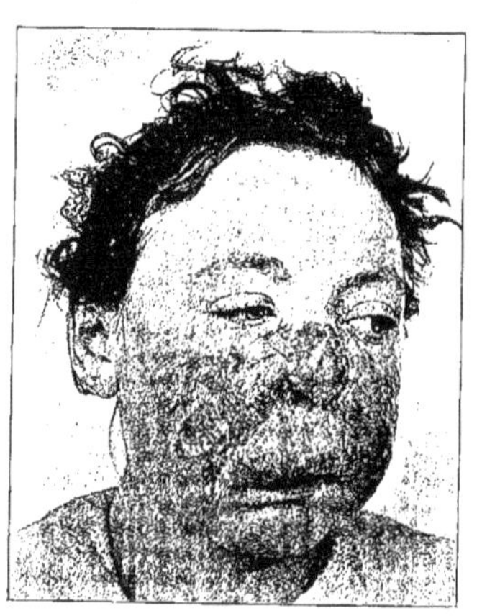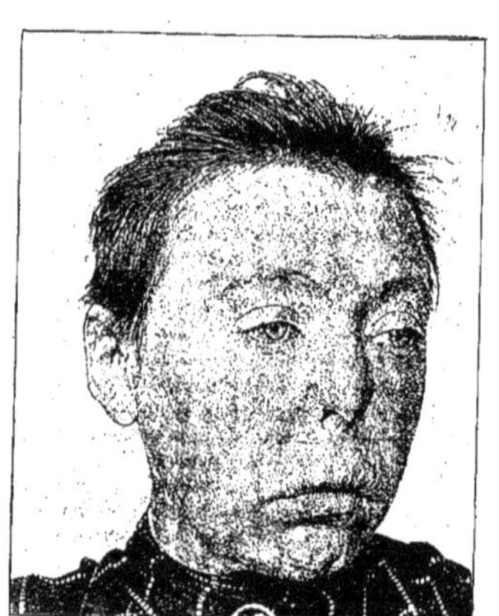

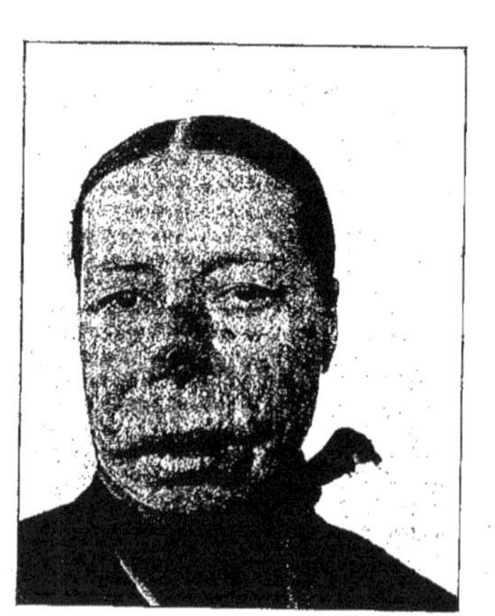 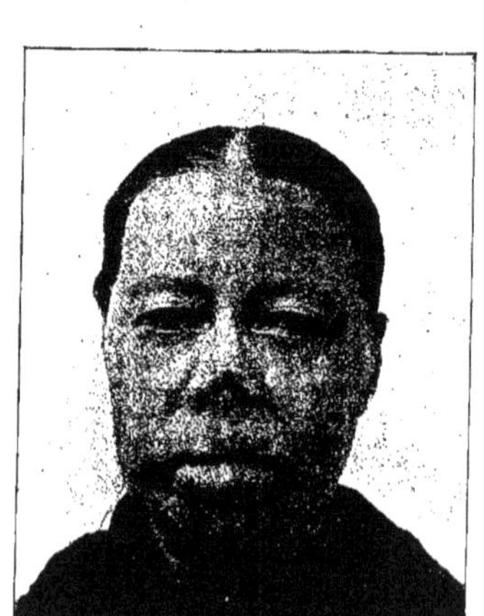

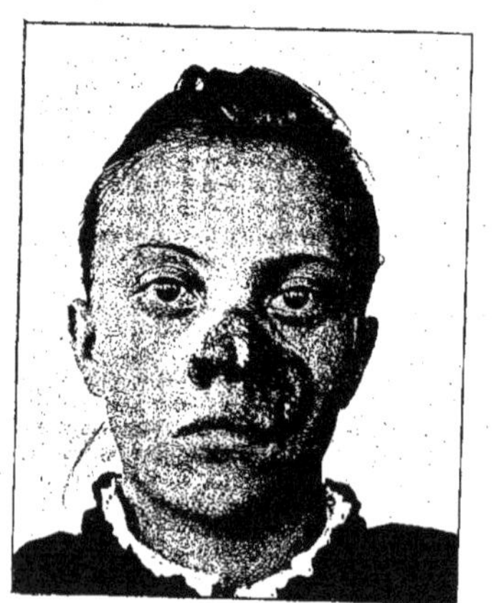 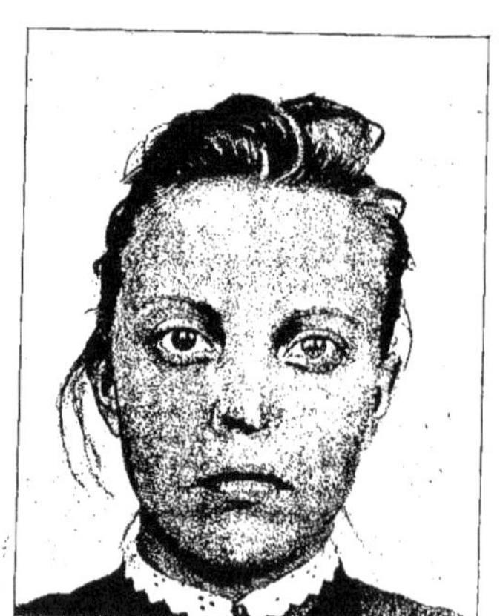

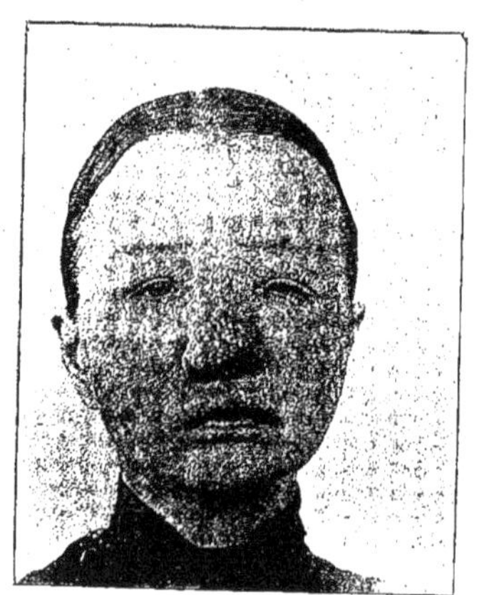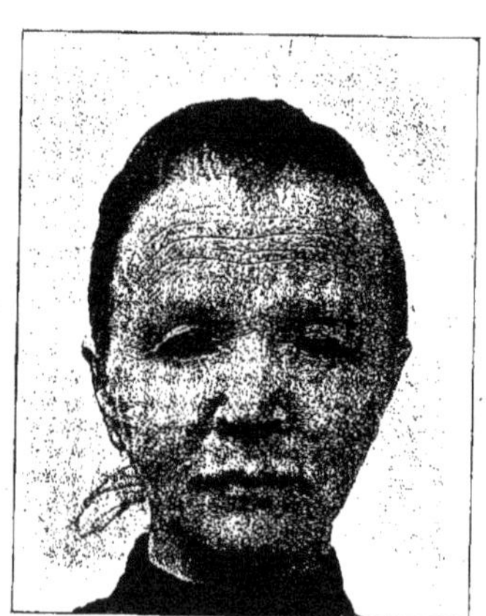

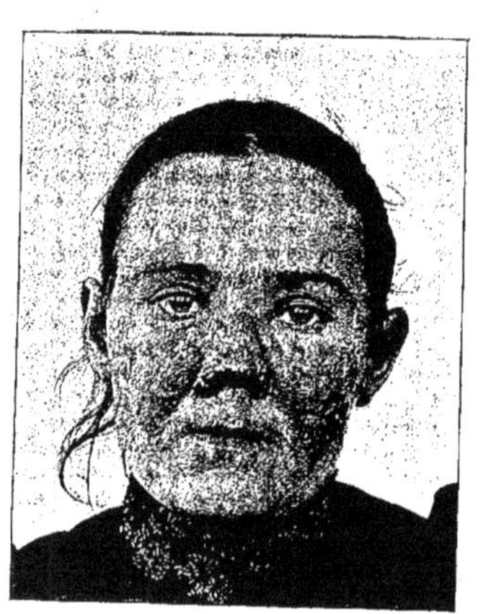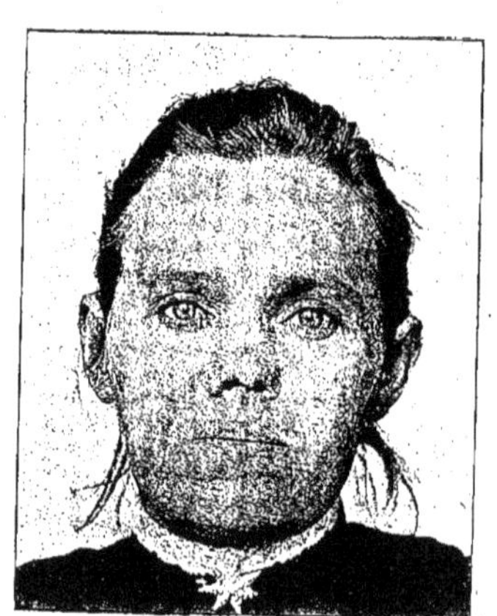

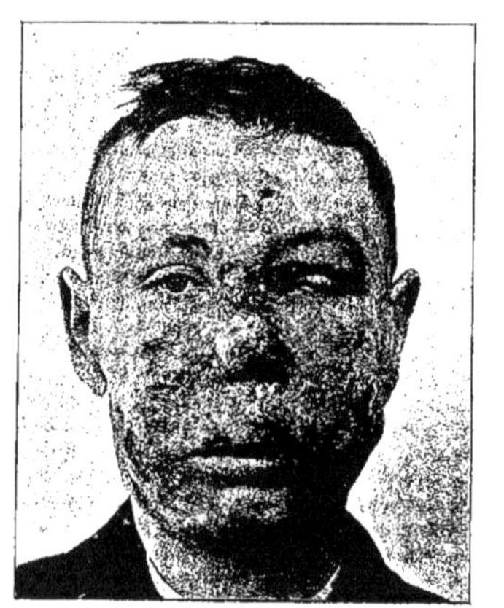 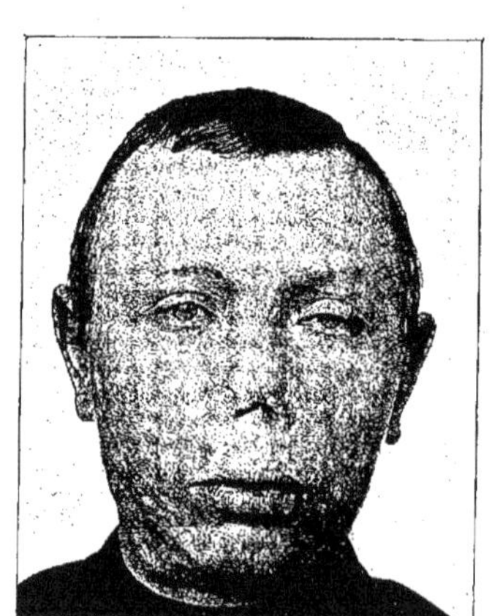

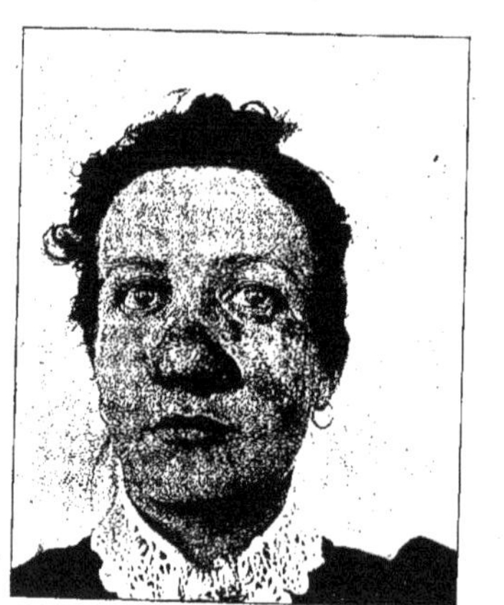 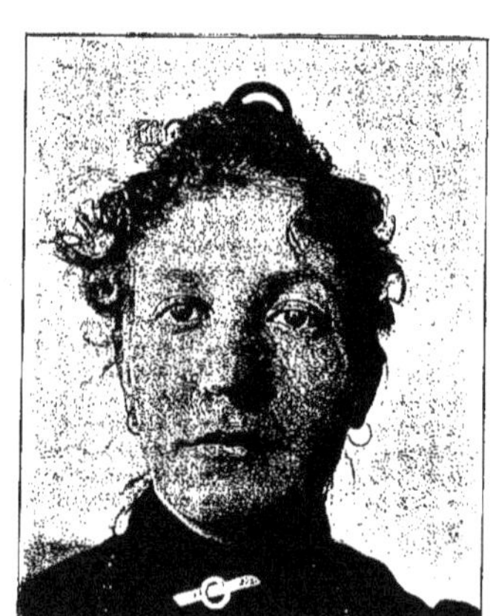

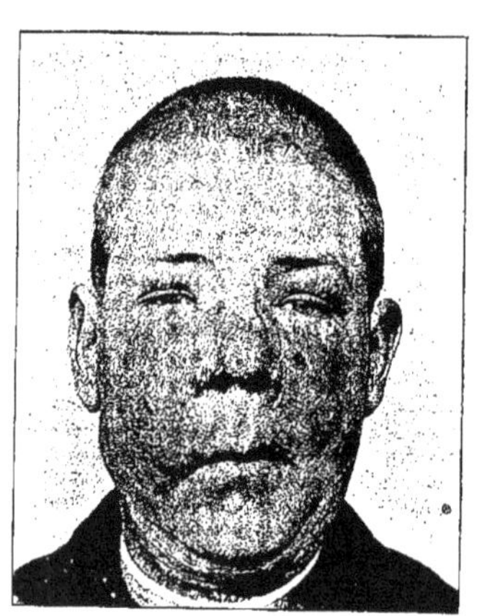
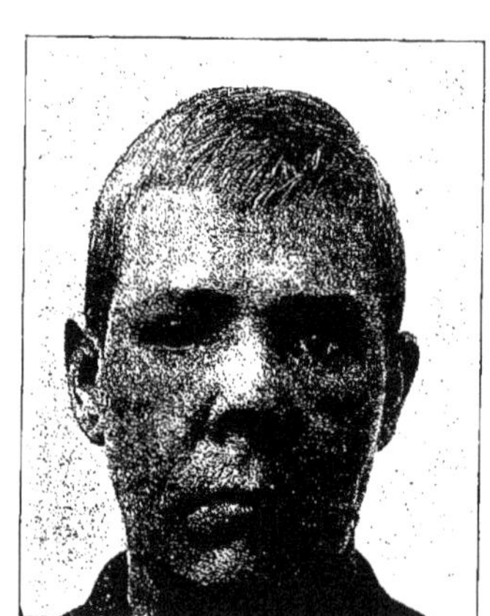

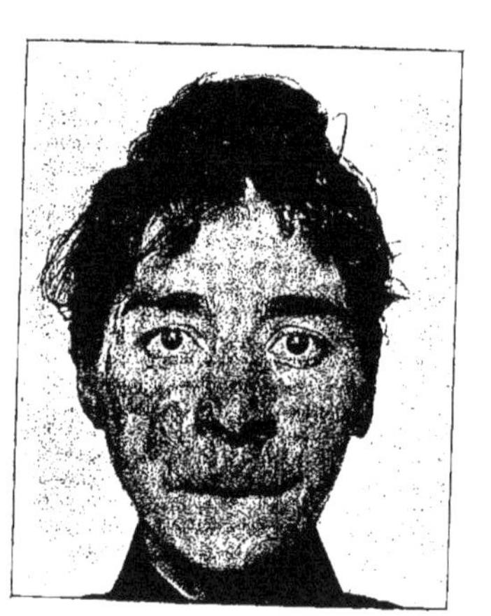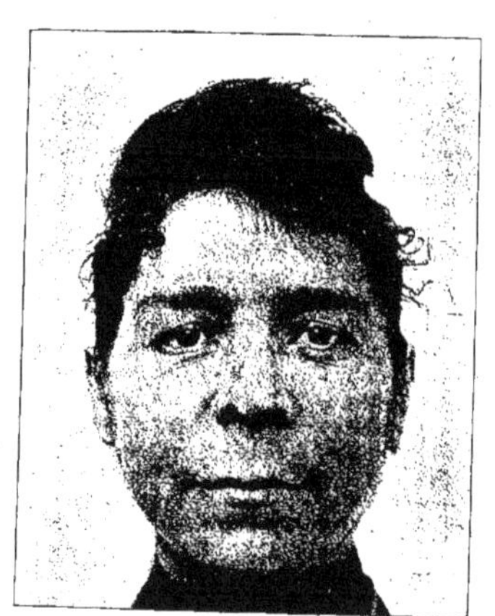

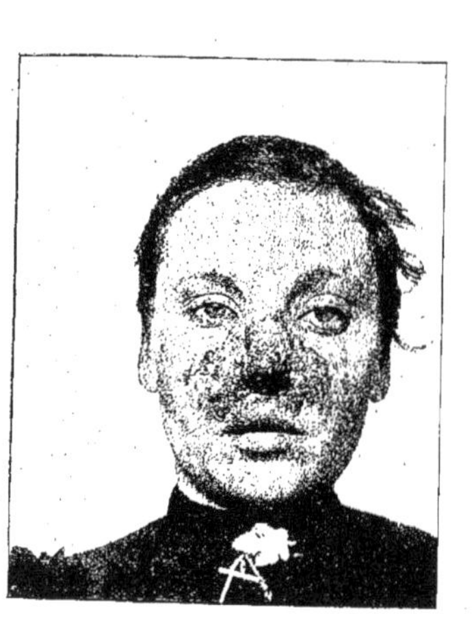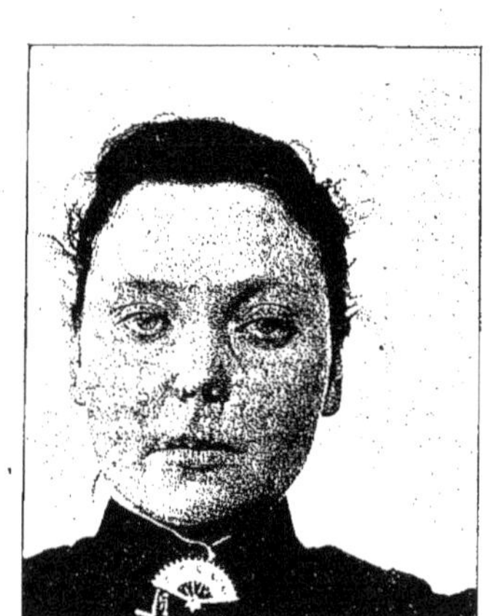

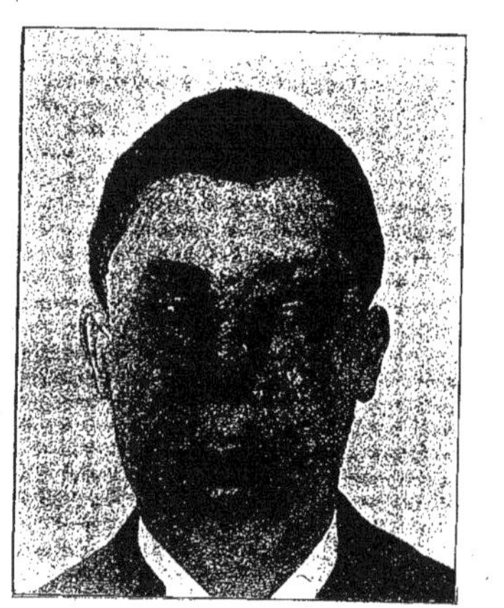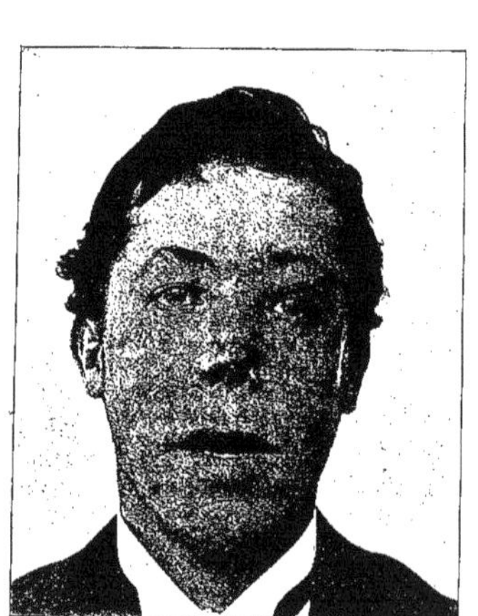

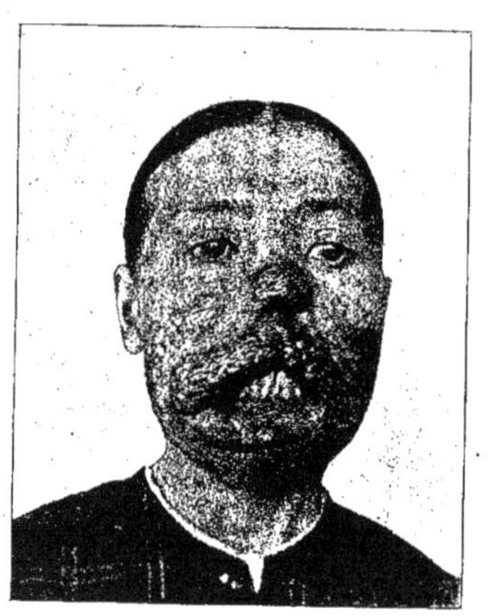 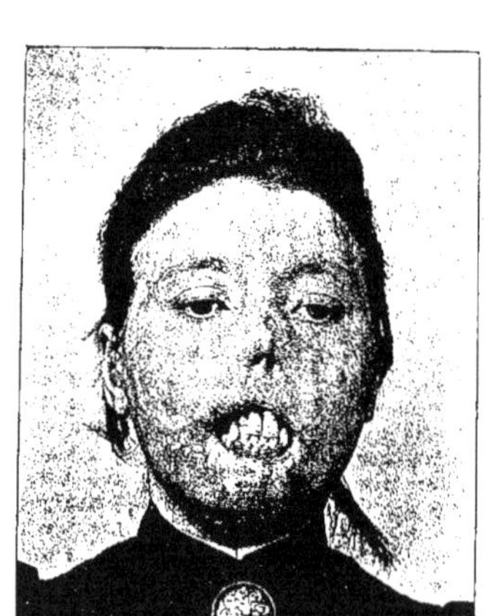

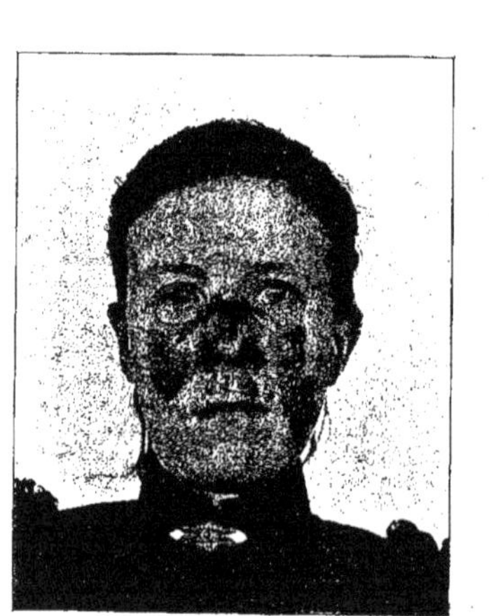 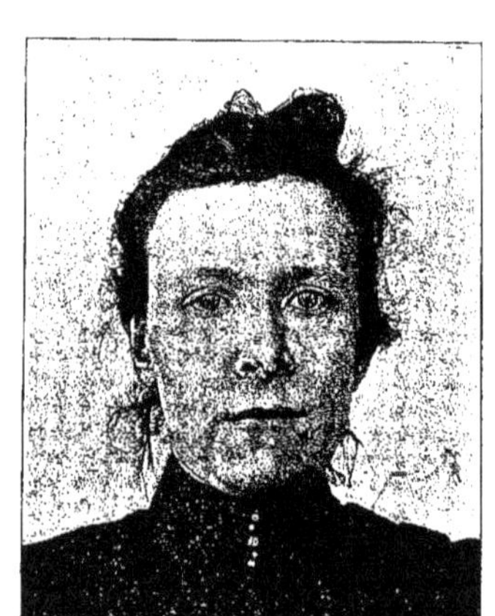

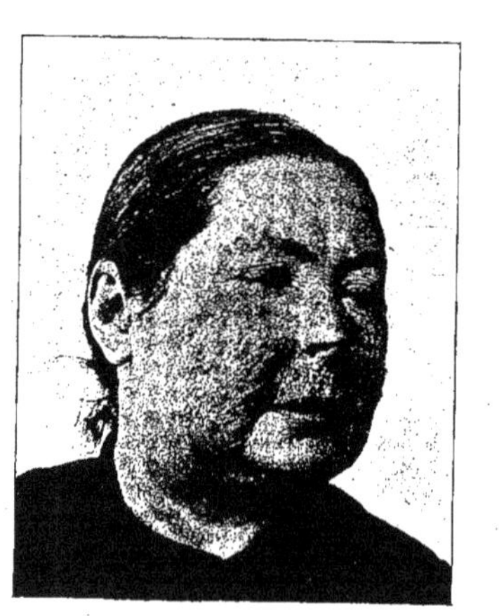
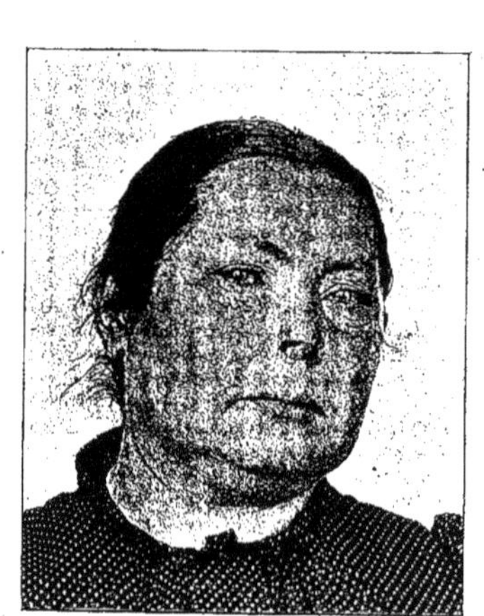

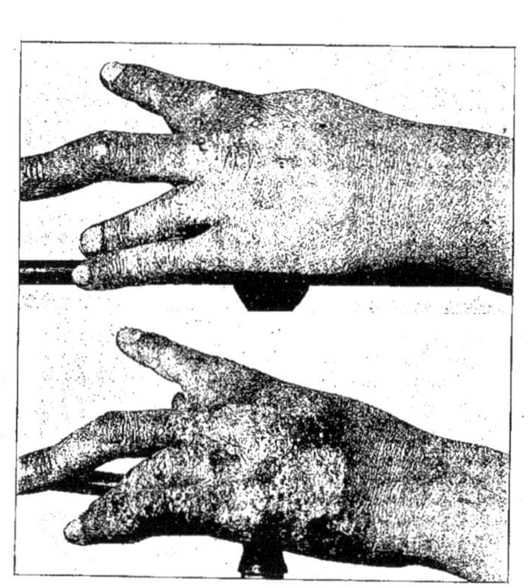

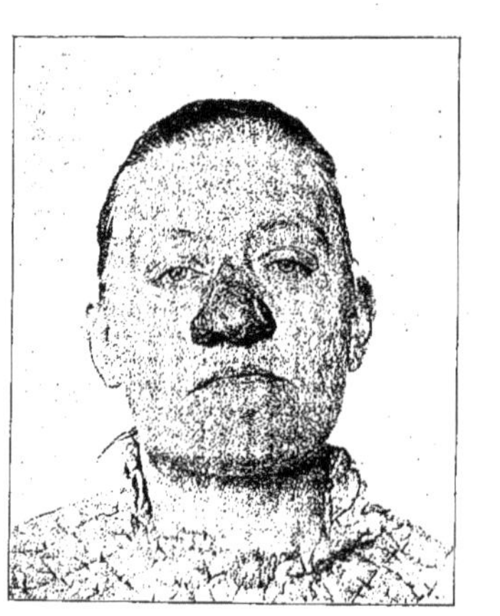
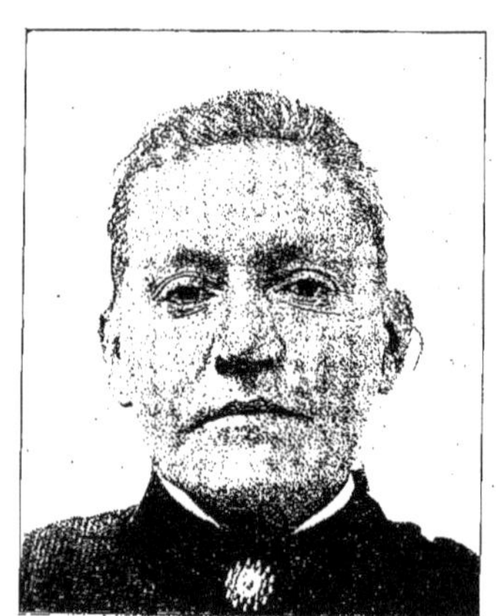

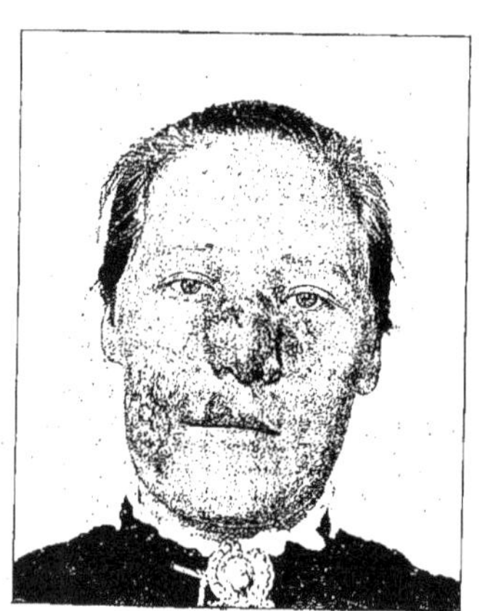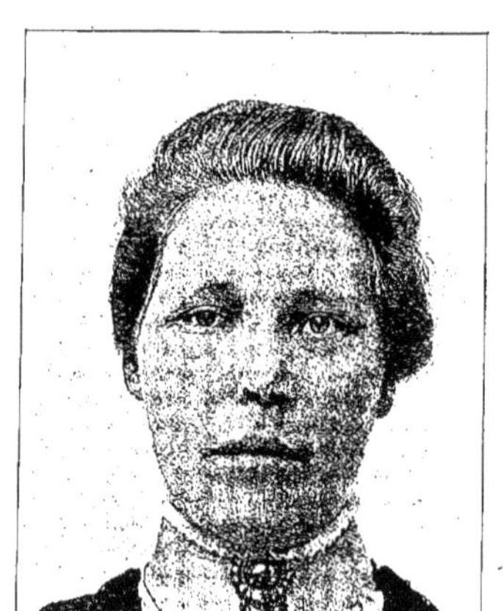

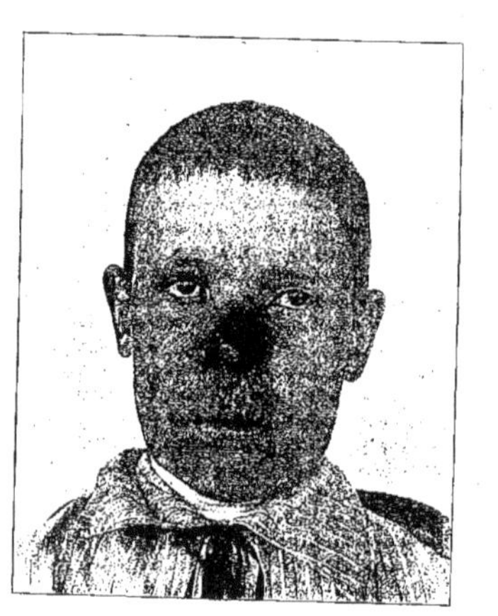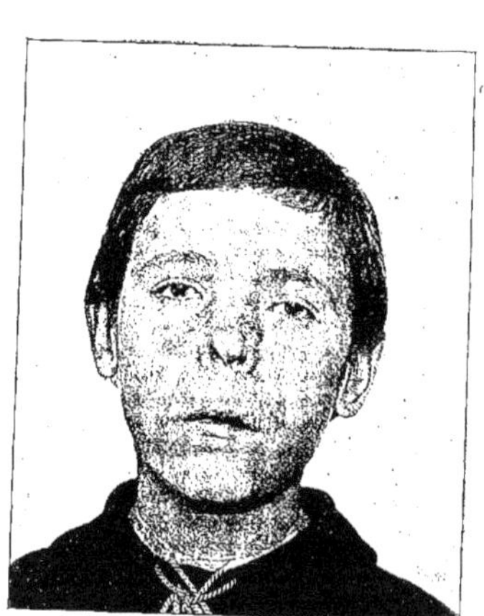

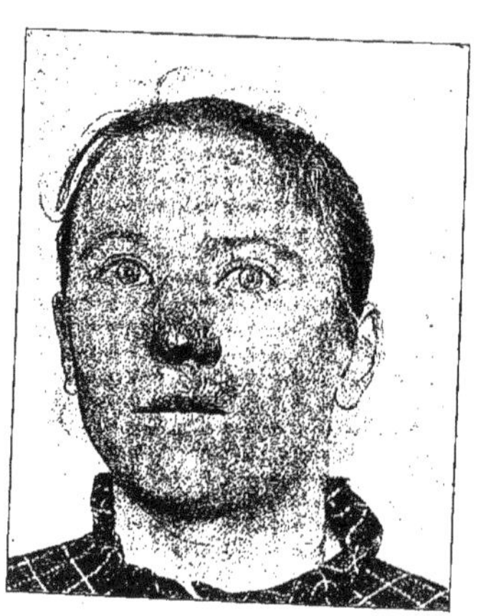
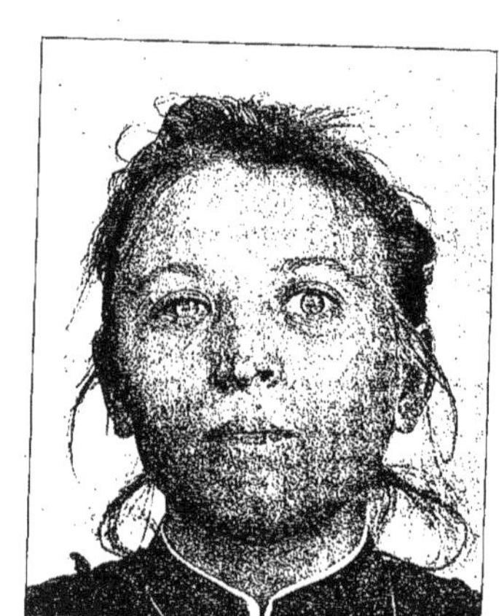

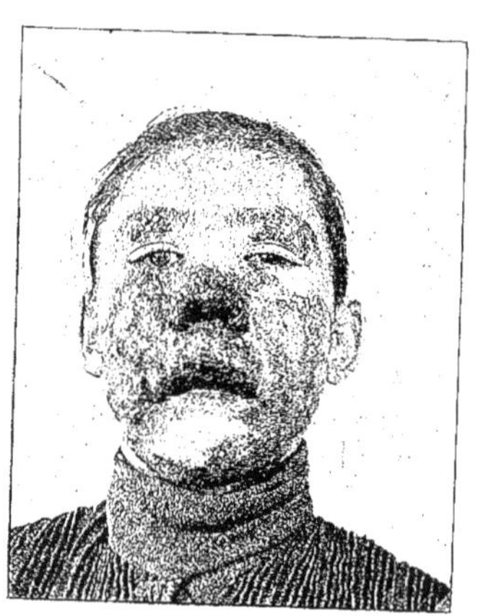 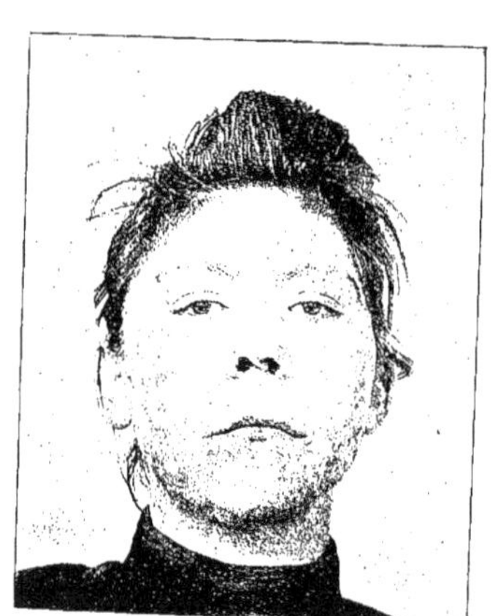

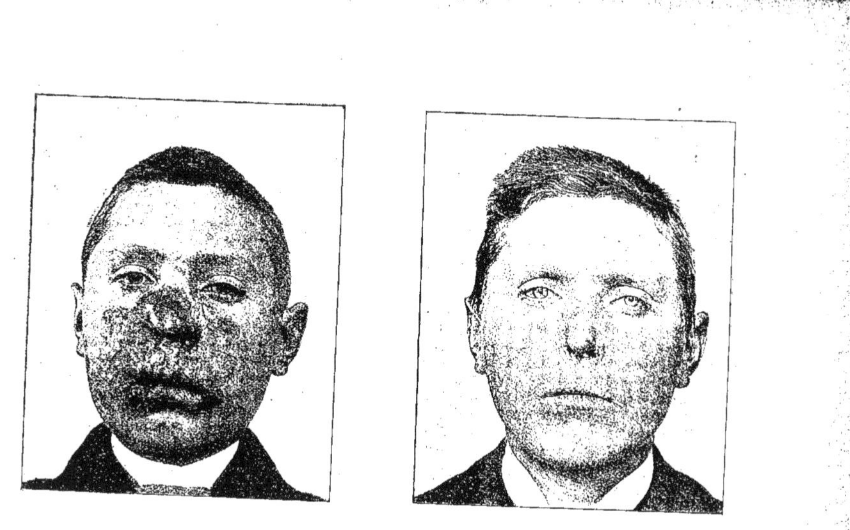

www.ingramcontent.com/pod-product-compliance
Ingram Content Group UK Ltd.
Pitfield, Milton Keynes, MK11 3LW, UK
UKHW020942120726
13693UKWH00004B/1486